常见疾病健康指导系列丛书

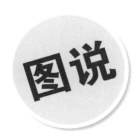

膝关节骨性关节病

主编　周阳　钟达

世界图书出版公司

上海·西安·北京·广州

图书在版编目（CIP）数据

图说膝关节骨性关节病／周阳，钟达主编.—上海：
上海世界图书出版公司，2016.12
（常见疾病健康指导系列丛书／孙虹主编）
ISBN 978-7-5192-1900-0

Ⅰ．①图… Ⅱ．①周… ②钟… Ⅲ．①膝关节-关节
疾病-诊疗-图解 Ⅳ.① R684-64

中国版本图书馆 CIP 数据核字（2016）第 238274 号

责任编辑：魏丽沪
责任校对：石佳达

图说膝关节骨性关节病

主　编　周　阳　钟　达

上海世界图书出版公司出版发行
上海市广中路88号9—10楼
邮政编码200083
上海景条印刷有限公司印刷
如发现印装质量问题，请与印刷厂联系
（质检科电话：021-59815621）
各地新华书店经销

开本：787×960　1/16　印张：5.5　字数：73 000
2016年12月第1版　2016年12月第1次印刷
ISBN 978-7-5192-1900-0/R·390
定价：26.00元
http://www.wpcsh.com

编写人员

主　编
周　阳　钟　达

副主编
许景灿　余　婕　彭芳敏

参编人员
（以姓氏拼音为序）

葛　林　郭　纯　李小燕

罗　伟　彭　芳

王娅平　吴丽丹

前　言

人类周身的各个关节中，膝关节是结构最复杂、负重最大的关节，也是骨关节病最易发的部位之一。据报道，全球60～70岁老年人中，有明确的膝骨关节病表现者占60%～70%，而随着人口老龄化程度的加深，这一问题已更为突出，导致了人类健康水平和生活质量的不断下降，并且耗费国家的大量医疗资源，已引起全世界的广泛关注和重视。

在临床工作中，我们不难发现，不少患者因为不正确的生活方式导致膝骨关节病的发生，还有许多患者因没有及时接受治疗而导致病情严重。基于此，中南大学湘雅医院骨科的医护人员通力合作编著了本书，希望广大读者能正确认识、及早预防、及时发现和诊治膝骨关节病。

为了使广大读者易于掌握，本书以图文并茂、通俗易懂、形象直观的形式，从膝关节的解剖、膝骨关节病的病因、病理到疾病的预防、治疗和家庭护理等方面进行了一一阐述。全书具有较强的科学性、知识性、实用性和趣味性，力求借助笔者的专业知识，激励人们养成科学的生活方式，学会如何识别膝骨关节病，增强自我保健与康复护理的能力，从而提高生活质量。

同时，也希望骨科护理人员通过本书的学习能更加系统全面地为膝骨关节病患者提供健康知识，加强专业护理的水准。

本书在编写过程中，得到了中南大学湘雅医院骨科各位专家、教授的悉心指导和帮助，在此表示衷心的感谢。同时，参考和借鉴了许多文献资料，谨在此一并向作者表示深切的谢意。由于水平和时间有限，疏漏和错误在所难免，敬请各位专家和读者朋友批评指正。

目 录

第一章 人体"最累"的关节——膝关节

在人类周身的各个关节中，膝关节是结构最完善、最复杂的关节，也是人体中负重最大的关节，即"最累"的关节。其关节软骨的负荷为体重的4倍，从1米高处落下时，膝关节负荷更是达到体重的25倍。因此，其发病率很高并且病种繁多，是最容易受损伤的关节之一，也是骨科常见疾病如炎症、肿瘤的好发部位。

一、膝关节的解剖构成

膝关节由股骨髁、胫骨平台、髌骨及其周围滑膜、关节囊、韧带、半月板和肌肉等组织共同构成（图1-1）。

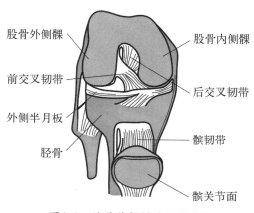

图1-1 膝关节解剖（正面观）

（一）髌骨

髌骨位于膝关节前方，股骨的下端前面，是人体内最大的籽骨，为三角形的扁平骨，老百姓俗称"膝盖骨"或"迎面骨"。底朝上，尖向下，前面粗糙，后面为光滑的关节面，与股骨的髌面相关节，参与膝关节的构成。可在体表摸到（图1-2）。

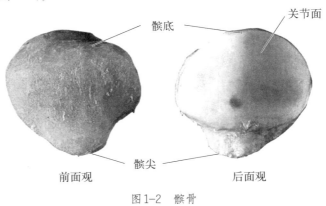

图1-2　髌骨

（二）半月板

通俗地讲半月板就是充填在膝关节面两骨端之间的"月牙形"的纤维软骨，故称为半月板。每个膝关节有两个半月板，内侧半月板较大，呈C形，外侧半月板呈O形，其活动度较内侧半月板为大（图1-3）。

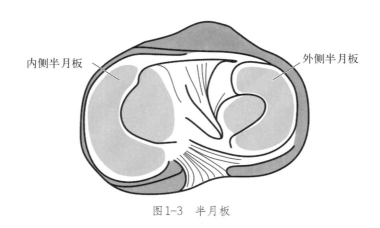

图1-3　半月板

半月板可随着膝关节运动而有一定的移动，伸膝时半月板向前移动，屈膝时向后移动。半月板属纤维软骨，其本身无血液供应，其营养主要来自关节滑液，只有与关节囊相连的边级部分从滑膜得到一些血液供应。因此，除边缘部分损伤后可以自行修复外，其他部位损伤不可自行修复。

（三）交叉韧带

膝交叉韧带又可分为前、后两条，前交叉韧带起自股骨外侧髁的内侧面，斜向前下方，止于胫骨髁间隆起的前部和内、外侧半月板的前角；后交叉韧带起自股骨内侧髁的外侧面，斜向后下方，止于胫骨髁间隆起的后部和外侧半月板的后角（图1-4）。

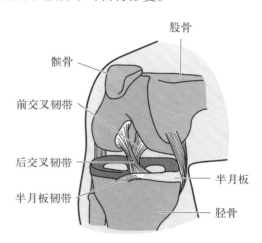

图1-4　前、后交叉韧带解剖图

二、膝关节的功能

（一）连接与负重

膝关节由股骨下端、胫骨上端和髌骨的关节面组成，是人体最大最复杂的关节，同时也是运动时最易损伤到的关节。膝关节周围围绕着内侧副韧带、外侧副韧带、前交叉韧带，如同有粗有细的钢缆，连接股骨和胫骨来保证膝关节运动的稳定，在运动时可以承受数百公斤的力量（图1-5）。

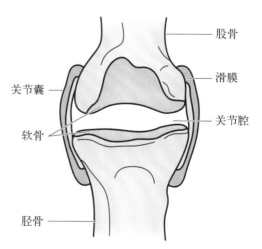

图1-5　膝关节的连接与负重作用

（二）移位与运动

膝关节主要作屈、伸运动，在半屈膝时，还可以作小幅度的旋内、旋外运动，但是极度旋转会损伤半月板和交叉韧带（图1-6）。

（三）缓冲与保护

在关节内接触面之间还有覆载于关节骨表面的软骨和两个月牙形的半月板，用于减少关节骨之间的摩擦与撞击，缓冲压力（图1-7）。

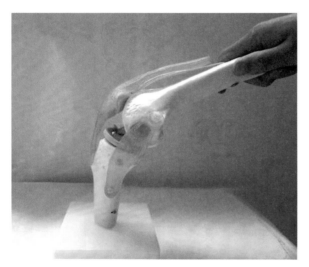

图1-6　膝关节的移位与运动作用

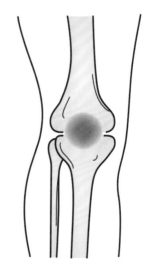

图1-7　膝关节的缓冲与保护作用

专家说

膝关节病要高度重视

膝关节在人体中属负重最大和运动最多的关节，因而也是人体中退化最早、损伤最多的关节。45岁以上的中老年人，尤其是女性，膝关节病非常常见，需要引起高度重视！

第二章 正确认识膝骨关节病

膝骨关节病是一种很常见的疾病，受到外伤、寒凉、劳累等因素刺激时容易诱发。它给患者的生活带来了诸多麻烦，许多患者因没有及时接受治疗而导致病情严重。因此，正确认识膝骨关节病，对于及时发现和诊治疾病是非常重要的。

一、什么是膝骨关节病

膝骨关节病实际并非炎症，主要为退行性变，属关节提前老化，特别是关节软骨的老化（图2-1）。它的主要改变是关节软骨面的退行性变和继发性

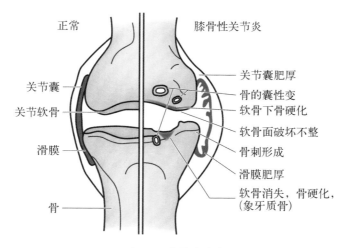

正常　　　　　　　　膝骨性关节炎

关节囊　　　　　　　　　　　　　关节囊肥厚
关节软骨　　　　　　　　　　　　骨的囊性变
　　　　　　　　　　　　　　　　软骨下骨硬化
　　　　　　　　　　　　　　　　软骨面破坏不整
滑膜　　　　　　　　　　　　　　骨刺形成
　　　　　　　　　　　　　　　　滑膜肥厚
骨　　　　　　　　　　　　　　　软骨消失，骨硬化，
　　　　　　　　　　　　　　　　（象牙质骨）

图2-1　膝骨关节病

的骨质增生。主要表现是关节疼痛和活动不灵活，X线表现关节间隙变窄，软骨下骨质致密，骨小梁断裂，有硬化和囊性变。关节边缘有唇样增生。后期骨端变形，关节面凹凸不平，关节内软骨剥落，骨质碎裂进入关节，形成关节内游离体。

专家说

膝骨关节病的别称

膝骨关节病也称膝关节骨性关节炎、退行性关节炎、增生性关节炎等。因其代表着关节的衰老，故也称为老年性关节炎。

二、膝骨关节病患病率

调查显示，膝骨关节病是骨科关节病中就诊率最高的病种，其年龄群涵盖了青年、中年和老年，以老年人为最多见。在美国，50岁以上的人群中膝关节骨性关节炎的患病率仅次于心脏病而列第二位；我国个别地区膝骨关节病发病率为25.5％，而农村50岁以上的膝关节疾病阳性率高达38.5%，已引起全世界的广泛关注。进入老年化社会后，有调查表明50岁以上的老人有60%患有此病，70岁以上的老人约有80%患有此病（图2-2）。

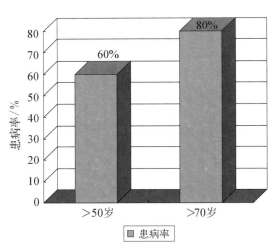

图2-2　膝骨关节病随着年龄增大，患病率增高

三、哪些人容易患膝骨关节病

（一）老年人

骨性关节炎是一种退行性病变，说得简单些便是关节的老化。因此，在所有骨关节炎发病的危险因素中，年龄是最明显的，本病患病率随年龄增长而增高（图2-3）。这是由于人在中年以后，肌肉功能逐渐减退，加上外周神经功能减退，反射减弱，导致神经和肌肉运动不协调，容易引起关节损伤。同时，骨和关节软骨随着年龄增长，骨的无机物含量增多，骨的弹性和韧性均变差。

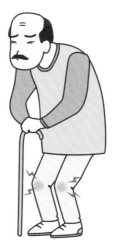

图2-3　老年人易患膝骨关节病

（二）绝经前后妇女

由于激素水平下降，围绝经期妇女骨密度随之下降，很容易发生骨质疏松，如图2-4为正常的骨基质，而图2-5为"充满空洞的骨骼"，其承受压力的耐受性势必减小。因此，出现骨性关节炎的概率大大增加。

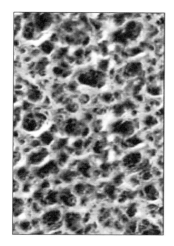

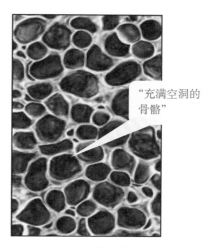

"充满空洞的骨骼"

图2-4　正常的骨基质　　　　图2-5　骨质疏松

（三）肥胖者

体重的增加和膝骨性关节炎的发病成正比。肥胖亦是病情加重的重要因素之一。因为肥胖加重了关节面的负担，使得关节结构加速磨损和老化，同时也与肥胖的全身代谢因素有关（图2-6）。

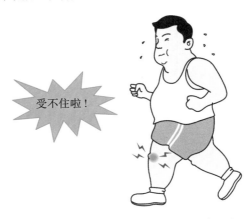

图2-6 "肥胖"——膝关节不能承受之重

（四）某些职业、文化及生活习惯等

使得关节损伤与过度使用的人容易得骨性关节炎。如教师、佛教徒、舞者及长期穿高跟鞋者较易发病（图2-7～图2-10）。

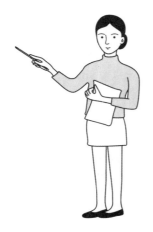

图2-7 长期站立者如教师

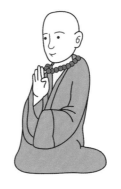

图2-8 久跪者如佛教徒

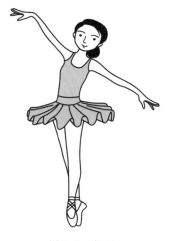

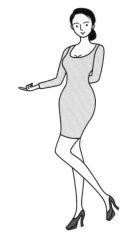

图2-9　舞者　　　　　　　　图2-10　经常穿高跟鞋者

四、膝骨关节病的常见症状

日常生活中，公众普遍存在对膝骨关节病认识和重视不够。为此，现特将膝骨关节病的一些常见症状总结如下，希望患者发现自己有症状时，及时采取有效治疗，防止病情加重。

（一）疼痛

特点为活动多时疼痛加重，休息减轻，再活动时仍可疼痛，甚至更重，上下楼或下蹲困难，尤其是下楼困难（图2-11）。关节扭伤、着凉、过劳，常可诱发或加重关节疼痛。

就疼痛的性质而言，膝骨关节病表现有初动痛，即起步痛，常表现为慢性钝痛或胀痛，较少表现为锐痛，有时可向小腿放射；一般休息后可缓解，并发骨质疏松患者可表现为"老寒腿"，无明显夜间痛，晚期休息后仍无明显缓解，甚至并发夜间痛。

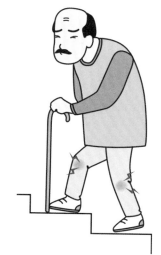

图2-11　疼痛使患者上下楼梯困难

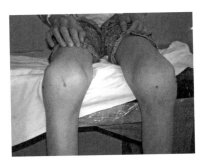

图2-12　膝关节肿胀

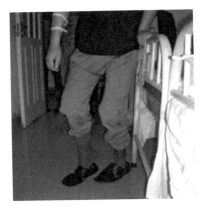

图2-13　膝关节屈曲畸形

（二）关节肿胀

关节肿胀主要是由于滑膜增生或关节内积液，早起不明显，常因扭伤、着凉而发作，晚期可有持续性肿胀，关节活动时有摩擦声或听着弹响（图2-12）。

（三）关节功能障碍

由于软骨破坏、骨赘形成、滑膜增生，导致膝关节关节活动受限，不能完全伸直，屈曲也不完全，不能下蹲和持重，甚至坐便都困难。

随着病情发展，膝关节会变粗大，出现畸形，如屈曲畸形、O形腿、X形腿等（图2-13，图2-14）。尤以屈曲畸形最为常见。

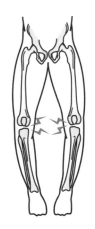
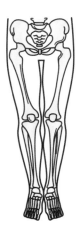
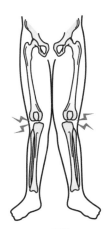

O形腿　　　　直腿　　　　X形腿

图2-14　O形腿和X形腿

专家说

膝骨关节病与天气有什么关系吗?

在刮风、下雨、下雪、寒潮等天气变化来临时,约有90%的膝骨关节病患者都会出现关节疼痛或疼痛加重的症状,还有很多患者调侃自己是准确的"天气预报"。这是什么原因造成的呢?

原来,膝关节疼痛与关节内滑液密切相关,而滑液的多少与身体内分泌水平相关。当寒冷空气来临时,身体内分泌水平改变,膝关节滑膜分泌滑液大大减少,从而引起疼痛加重。因此膝骨关节病患者应注意防寒保暖,适当补充关节营养及活血化瘀的办法有助于减轻疼痛。

五、膝骨关节病的分期

膝骨关节病的分期见表2-1。

表2-1　膝骨关节病的分期

分　期	临　床　表　现	影像学检查
关节炎发生前期	关节在活动后稍有不适,活动增加后伴有关节的疼痛及肿胀。	在X线及CT检查上看不到明显软骨损害迹象。
关节炎改变早期	活动多后有明显的疼痛,休息后减轻。	X线观察改变较少,只有CT可见软骨轻度损害,放射性核素检查,被损关节可见凝聚现象。
骨关节病进展期	软骨进一步损害,造成关节畸形,功能部分丧失。	X线可见关节间隙变窄,关节周围骨的囊性变,有时有游离体出现。
骨关节病晚期	骨的增生、软骨的剥脱以及导致功能完全丧失,关节畸形明显。	X线示关节间隙变窄,增生严重,关节变得粗大,甚至造成骨的塌陷。

第三章 如何有效预防膝骨关节病

一、食有选择

（一）平衡膳食，合理营养

平衡膳食就是要由各类食物按照合理比例及模式构成，相互补益，提供全面、均衡、适度的营养素。图3-1为中国居民平衡膳食宝塔以作参考。

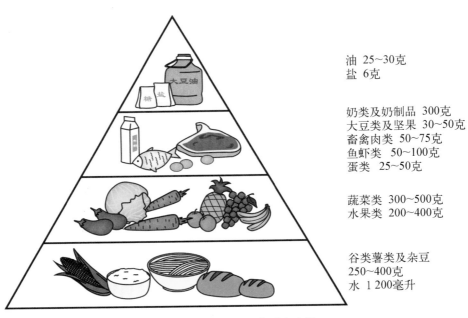

油 25~30克
盐 6克

奶类及奶制品 300克
大豆类及坚果 30~50克
畜禽肉类 50~75克
鱼虾类 50~100克
蛋类 25~50克

蔬菜类 300~500克
水果类 200~400克

谷类薯类及杂豆
250~400克
水 1 200毫升

图3-1 中国居民平衡膳食宝塔

（二）"五多，两少，两禁止"原则

1. 五多原则

（1）多食含蛋白质、钙质、胶原蛋白、异黄酮的食物，如牛奶、奶制品、大豆、豆制品、鸡蛋、鱼虾、海带、黑木耳、鸡爪、猪蹄、羊腿、牛蹄筋等。它们既能补充蛋白质、钙质，防止骨质疏松，又能促进软骨的生长及关节滑液的生成，使骨骼、关节更好地进行钙质的代谢，减轻症状（图3-2）。

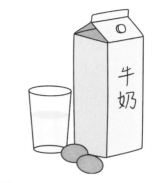

图3-2　富含蛋白质、钙质的食物

（2）多食含硫的食物，如芦笋、鸡蛋、大蒜、洋葱等。因为骨骼、软骨和结缔组织的修补与重建都要以硫为原料，也有助于钙的吸收（图3-3）。

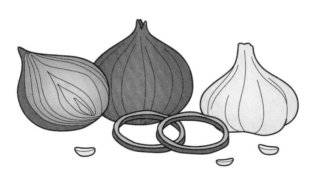

图3-3　富含硫的食物

（3）多食含组氨酸的食物，如稻米、小麦和黑麦，有利于清除机体过剩的金属。

（4）多食富含维生素、胡萝卜素、黄酮类的食物，如亚麻子、稻米麸、燕麦麸等（图3-4）。

（5）老年人在冬季可适当多吃些羊肉、

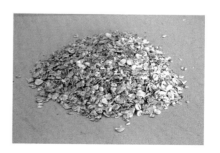

图3-4　燕麦

鸡肉、狗肉、猪肚、带鱼等御寒食品。老年人可以在寒冷的季节适量多吃些含碘高的海带、紫菜及各种海产品，以利于甲状腺素的合成，增加人体的产热功能，起到御寒防冻的作用（图3-5）。

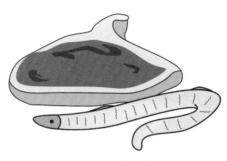

图3-5　御寒食品

2. 两少原则

（1）少吃茄属蔬菜，如西红柿、土豆、茄子、辣椒等，因为其中的生物碱能使关节炎症状加重（图3-6）。

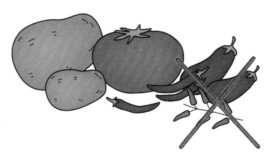

图3-6　茄属类

（2）减少体重，研究发现体重增加，关节承受力加大，体重每增加1千克，膝关节压力增加约3千克。超重使膝骨关节病发生率增高，保持合适的体重可防止和减少膝关节损害的概率（图3-7）。

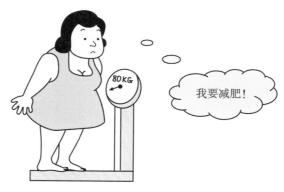

图 3-7　减少体重

3. 两禁止原则

（1）禁烟、酒。吸烟，将消耗身体15％的氧供应，使骨骼及关节处于相对缺氧的状态；对于已经患有关节炎的患者，吸烟会直接导致受伤的组织新陈代谢进一步减慢，疼痛加重，延迟疾病的恢复，酒对关节疾病的负面作用很大，大量饮用酒类，甚至酗酒，无论对健康人还是患有关节疾病的患者都是有百害而无一利的（图3-8）。

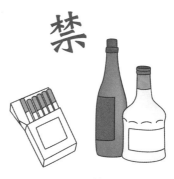

图 3-8　禁烟酒

（2）禁止食用含铁元素的食物，禁服含铁元素的复合维生素，因为铁元素与疼痛、肿胀和关节损伤有关，关节炎患者不要经常使用铁锅烹饪（图3-9）。

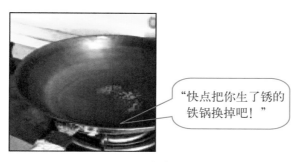

"快点把你生了锈的铁锅换掉吧！"

图 3-9　不要经常使用铁锅烹饪

二、动有学问

经常适当的体育活动能使关节活动灵活，刺激关节腔内滑液的产生和向软骨内渗透，促进关节软骨吸收营养，延缓关节的老化，故体育运动有助于预防本病。我们呼吁大家都来重视这一问题，提高广大中老年人保护关节健康的意识。

专家说

运动三大误区

- 认为生命在于运动，于是只要是锻炼，什么形式都行，隔三岔五地就去爬山，图省钱省事的就爬楼梯。
- 认为只要是运动，就必定加速关节老化，于是就"静以养生"，天天在家看电视，或一早就去公园半蹲马步打太极。
- 认为好不容易有时间练一次，要跑个够才痛快。

这些认识的误区可能正加重你的膝关节的负担，威胁着你的关节健康。

（一）"生命在于适当活动"——要把握好正确的活动方式、活动时间、活动量

1. 活动方式

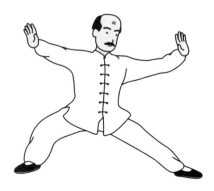

图3-10　适宜的活动方式

（1）恰当的活动方式：关节不负重活动，如游泳、压腿、打太极拳、慢走、骑自行车或老年三轮车等。水中运动对患有膝关节骨关节炎患者是最有益的运动，值得提倡。因为有水的浮力可以支撑，能减少体重对膝关节的压力，同时有助于强化患者的心肺功能，提高肌肉耐力（图3-10）。

（2）不恰当的活动方式：登山、爬楼梯、蹲起，以及长时间地跑、跳、蹲、跪等较为剧烈、会增加关节磨损和负荷的运动，是不适合骨关节炎患者的（图3-11）。

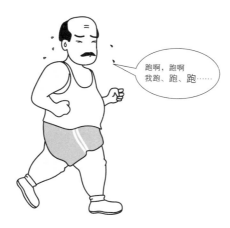

图3-11　不恰当的活动方式

（3）准备活动：参加体育锻炼时要做好准备活动，轻缓地舒展膝关节，让膝关节充分活动开以后，再参与剧烈运动。练压腿时，不要猛然把腿抬得过高，防止过度牵拉膝关节（图3-12）。

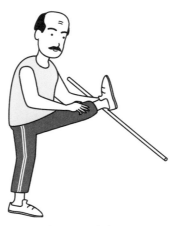

图3-12　过度牵拉

2. 什么时候运动好?

寒冷的时候我们不建议户外运动:冬天早晨在参加锻炼后常会出现关节疼痛或不适感,原因是户外运动体表血管遇冷收缩,韧带弹性与关节灵活性降低,易发生膝、踝等关节损伤,甚至出现骨片撕脱。这些损伤可以造成关节内骨折或韧带的断裂以及侧副韧带的损伤等,继而引发膝关节的不稳定和关节软骨的异常磨损,造成创伤性骨性关节炎。

专家建议于傍晚饭后一小时运动是比较合适的。

3. 活动量的把握

(1)活动量以身体舒服、微有汗出为度,贵在持之以恒。

(2)应该"坚信身体的感觉",身体一旦出现不舒服,就应该立即停下来休息。

(3)要劳逸结合,避免活动过多、过量而损害关节。

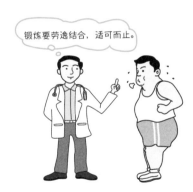

图3-13　劳逸结合,避免过量

(二)运动总原则——"多活动,少负重"

1. 多活动

避免长时间下蹲,因为下蹲时膝关节的负重是自身体重的3～6倍,工作时下蹲(如汽车修理工、翻砂工)最好改为低坐位(坐小板凳)。长时间坐着和站着,也要经常变换姿势,隔一段时间活动一下,防止膝关节固定一种姿势而用力过大(图3-14)。

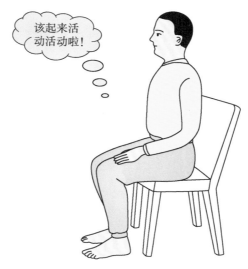

图3-14　避免久蹲、久坐

2. 少负重

应尽量减少关节的负重和大幅度活动，以延缓病变的进程。尽量少上下楼梯、少登山、少久站、少提重物，避免膝关节的负荷过大而加重病情。下肢关节有病变时，可用拐杖或手杖，以减轻关节负担（图3-15）。

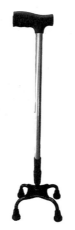

图3-15　必要时用拐杖减负

三、穿有宜忌

双脚和膝关节以下远离心脏，血液供应较少，再加上这些部位表面的脂肪层薄，保暖能力差，对寒冷非常敏感，因此应避免受冷潮湿。

专家说

足浴有助预防关节病

临睡前可用热水泡脚10～15分钟（水要没过脚踝），将脚擦干后，用手分别将脚掌心按摩60次。长期坚持足浴有助于预防膝关节骨关节炎的发生哦！

（一）三宜

（1）对于耐寒能力差的老年人，在冬季应特别注意脚部、腿部和膝部的保暖，可以穿上棉制的护膝或护腿（图3-16）。

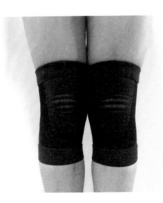

图3-16　护膝保暖

（2）对于长时间待在空调房的人，在夏季也不能忽视膝部的保暖，可加上一条薄毯或戴护膝保护膝部。

（3）夏天晚上睡觉时，就算只是吹风扇，也应该穿长裤睡觉以保护膝关节（图3-17）。

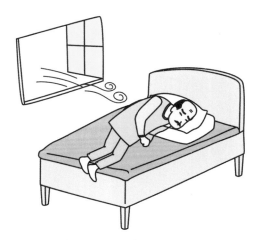

图3-17　睡眠中保护膝关节

（二）三忌

（1）忌常年穿高跟鞋，使膝关节受压病变。

（2）忌常年短裙飞扬，冬天还穿丝袜短裤（图3-18）。

（3）忌衣裤未干就穿。

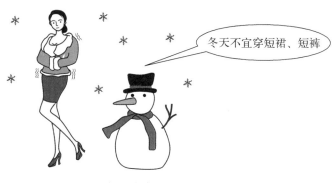

冬天不宜穿短裙、短裤

图3-18　保暖为先

四、居有讲究

居住的环境要避免阴冷、潮湿。应选择远离河流湖泊的地方居住。寒冷和潮湿是骨关节炎的重要诱发因素，因此，室内应保持干燥、温暖，如床不要摆放在通风口处（图3-19）。

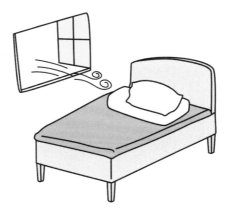

图3-19　床不放通风口处

专家说

预防骨关节炎的建议

（1）减少增加关节负担的不合理运动，避免不良姿势。

（2）适当减肥，减轻关节负荷。

（3）进行不增加关节负荷的有氧锻炼，如游泳、骑车、散步等。

（4）开展关节功能训练，如关节在非负重位下屈伸活动，以保持关节的最大活动度；肌力训练，如直腿抬高进行股四头肌锻炼和髋关节外展肌群的训练。

（5）天气变化时注意关节的保暖，避免久居潮湿环境。

（6）如果患者出现关节疼痛、肿胀、僵硬，尤其是上下楼、蹲起时疼痛，以及天气变化时关节不舒适等症状，应该及时就诊，以免延误治疗。

第四章　膝骨关节病患者就诊须知

　　"病急乱投医"，这是大部分患者的通病，诸多患者在身体不适，急于解决，心理焦虑的情况下，往往会四处寻医问药。很多患者通过网络、电视、广告、朋友经验介绍、偏方或者到各医院就诊等方式获取不同信息和资源，以解疾苦，其中误诊、上当受骗的情况也很常见。为了帮助广大患者少走弯路，正确就医，本章我们主要就如何正确就诊为你指点迷津（图4-1）。

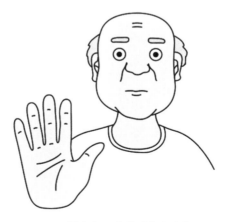

图4-1　不要"病急乱投医"

一、怎样获取有效的医疗信息

在膝骨关节病患者出现各种不适症状，影响到个人的生活和行为时，到底该如何获取有效的医疗信息呢？

（一）首选正规医院就诊

膝骨关节病患者临床症状主要以疼痛、关节肿胀和活动障碍为突出表现。患者在关节不适或者出现症状时，既不能自己给自己下诊断，更不能听信别人经验介绍或者广告，自行到药店购买药物服用，而应该及早到医院就诊。这是获取有效医疗信息最正确的办法。

专家说

止痛药会掩盖病情

这要根据情况而定，如果你还没有确诊，自服止痛药将掩盖病情，长期服用，不及时就医，可能导致病情进一步恶化；如果已经明确诊断，根据医生的处方用药是可以的，但止痛药副作用多，要慎用！

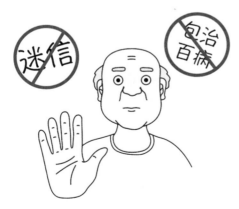

图4-2　不要迷信"包治百病"的神医

（二）寻找有专长的专家

"包治百病"的专家那只存在于故事或广告中，任何专家，只可能对他所擅长的疾病有更好的治疗手段和治疗效果（图4-2）。患者在就医前，建议先查询各医院的网站，一般医院网站均有门诊安排和专家介绍的信息，以便患者熟悉哪些专家教授对该病专长，他们是哪天看门诊。找对专家比找一家知名医院更重要。也可以通过网络和亲朋好友打听，获取关于专家的信息。

（三）正确运用网络医疗信息

目前很多人习惯运用网络资源来获取疾病相关信息。网络资源非常丰富，且易获得，但是，在获取医疗信息时，应有选择性，分析网络资源的复杂性。选择医疗信息时最好是到官方网站或者各医疗专业网站获取正确可靠的信息，以免被各种广告或者有偏向提供的医疗信息干扰到对病情的判断，而致盲目就医（图4-3）。

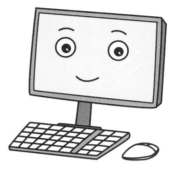

图4-3　正确运用网络医疗信息

（四）书籍是获得有效医疗信息的途径

如同网络资源，各种医疗书籍、保健书籍等琳琅满目（图4-4），在选择书籍获取医疗信息时，要对书籍加以辨别和区分，建议在医生的指导下接受治疗和保健。如膝骨关节病关节疼痛时，在有些书籍上建议你热敷，你可能套用来缓解疼痛，而实际上手术后膝关节部位疼痛就应冷敷，减少出血和渗出。

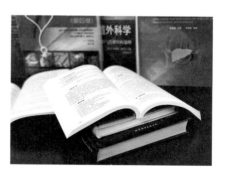

图4-4　科学书籍是重要的资源

（五）广告

很多患者在严重身体不适的时候，都会到处关注相关治疗信息，广告是其中一个重要的信息来源，而当获取到相关信息的时候，往往都抱着试一下的心态去尝试。膝骨关节病根据其病因及严重程度，治疗方法不同，请务必在医生的指导下接受治疗和照护（图4-5）。

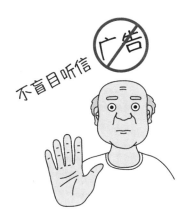

图 4-5　不要盲目听信广告，建议先咨询医生

二、就诊需要携带的资料

　　自古以来，所有人都习惯了有病就直接到医院去就诊，即使是在医疗信息比较发达的今天，大部分患者依然采取传统的就诊方式。相信大部分患者都经历过在医院排很长时间队，找到医生，可能自己很多问题没有弄明白就结束了这一次的诊断，紧接着就是下一次就诊的循环，到底该怎样做才能减少这种局面的发生呢？正确就医，携带齐全的资料有利于你更有效的就诊。那么门诊就诊到底哪些资料必须带呢（图 4-6）？

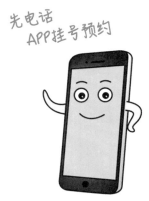

图 4-6　很多人习惯排队挂号，建议先电话或 APP 预约

（一）首次就诊

膝骨关节病症状典型，带身份证、医保手册到医院就诊即可（图4-7）。

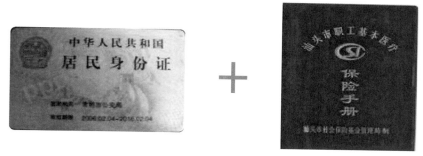

图4-7 首诊：携带身份证和医保手册

（二）再次就诊

不管曾经在哪家医院就诊，都要将曾就诊过的所有资料带齐，病历、X线片、CT或磁共振成像等所有检查结果以及各种检验结果，如在该医院首次就诊，就需办理诊疗信息卡，再次就诊一定要带上，以便医生调用上次就诊信息，进行动态诊断（图4-8）。

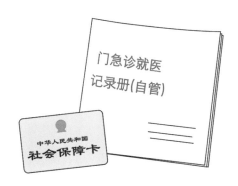

图4-8 复诊需带所有就诊资料

（三）复查

出院前就应问好医生，何时复查，医生每周几看门诊，然后将出院时携带的所有与住院相关的资料带齐到医院复查，如出院复印的病历、X线片、CT片、磁共振成像等，切记要带诊疗卡，里面含有住院过程的全部信息（图4-9）。

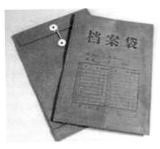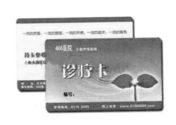

图4-9　复查：携带住院所需资料和诊疗卡

专家说

诊疗信息卡的作用

诊疗信息卡就是你在这个医院就诊的"身份证"。你就诊的历史记录都在其中，再次到该院就诊，一定要带上诊疗卡，以便医生动态诊断。诊疗卡请妥善保管，并少量充值。一般可用作预约卡，仔细阅读卡背面的信息，背面的网址可以用来了解门诊信息，通过卡上的电话提前预约，确保来院就诊时，能挂到你选择专家的诊疗号。

三、准确描述病情

很多患者到医院就诊，见到医生后不知道从何说起，半天说不到重点，走出诊室又觉得该表达的没有表达出来，担心影响到疾病的诊断。膝骨关节病患者就诊过程中，到底要如何描述病情，更有利于疾病的诊断呢？

（一）先理清思路

准备就诊前，先仔细回顾疾病的发生发展过程，理清思绪，总结重点，准备好如何说。医生对每个患者的检查诊断时间有限，如果陈述病史没有重点，杂乱无章，有可能影响看病的质量（图4-10）。

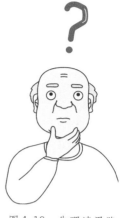

图4-10　先理清思路

（二）客观真实地描述自己的症状

不盲目给自己下诊断（图4-11）。

就诊时应该客观真实地描述自己的不适，有的患者为了引起医生的重视，刻意把自己的病情夸大；或者患者看了保健书对号入座，给自己盲目下诊断；有的患者没有全部说出自己的症状和治疗史，或者因某种原因部分隐瞒不报。这些都会干扰医生的诊治思路，进而影响治疗效果。

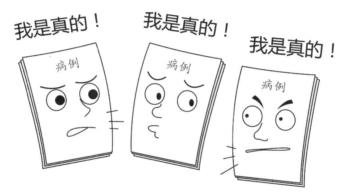

图4-11　要客观、真实地描述自己的症状

（三）在就诊前不随意使用药物

已经服药者一定要向专业医生讲清楚，以免影响医生判断。描述关节痛时要注意局部的温度、肿胀、僵硬、弹响、打软腿等情况的变化，以及与活动、睡眠、饮食和天气的关系等（图4-12）。

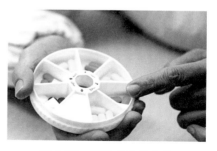

图4-12　不随意使用药物

四、诊断需要完善的检查

膝骨关节病的诊断，除了根据病史、症状、体征外，还要借助化验室检查、影像学手段，甚至病理检查等方法明确诊断。

（一）一般临床检查

包括全面询问病史，详细而系统地检查身体，如望、触、叩、听、运动、测量和特殊体征的检查（图4-13）。

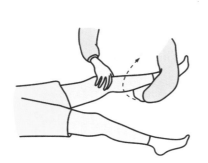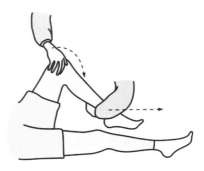

图4-13　体格检查

（二）影像学检查

目前，膝关节疾病的影像学检查手段主要有传统X线、CT、磁共振成像（MRI）、超声检查、关节造影、放射性核素扫描等。通常情况下首选X线检查。磁共振成像（MRI）是目前公认的膝关节检查最可靠的影像检查方法，可以显示膝关节的骨关节病变，尤其是半月板、交叉韧带、侧副韧带、软骨及骨髓病变（图4-14、图4-15）。

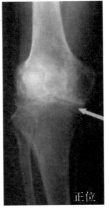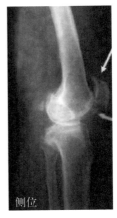

正位　　侧位

图4-14　膝关节X线片

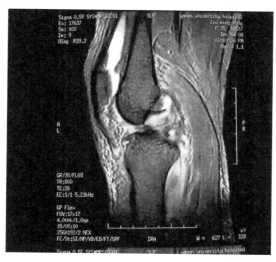

图4-15 膝关节MRI影像

（三）活组织检查

通过关节腔穿刺、关节镜和直接手术摘取患者膝关节疾病变组织，或脱落下来的组织碎屑，做成涂片或者切成薄片和染色后，通过显微镜查看细胞和组织结构有何改变。此法对于判断关节疾病的性质有重要价值。

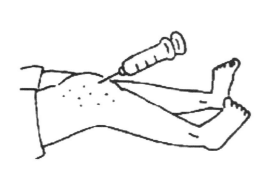

图4-16 膝关节腔穿刺

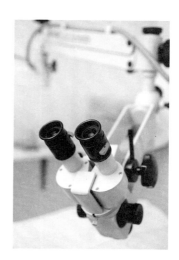

图4-17 显微镜阅片

（四）关节液检查

在膝关节慢性疾患积液诊断未明确时，常需作膝关节穿刺与关节液检查。关节液检查应观察关节液的物理形态和关节液的细菌学检查，对于诊断和鉴别关节疾病很有意义。

五、办理住院需要注意的事项

膝骨关节病患者在门诊就诊完毕，需要住院的患者，医生会开具住院证，此时，绝大部分患者拿着住院证就直接往住院部跑，往往都是一头雾水，不清楚医生将为他们做什么样的治疗，需要多少经费，有什么注意事项等，为此，我们列出了几个关键的注意点供您参考。

（1）成年女性患者就诊，建议避开月经期到医院就诊（最好是经期过后），以便做相关的检查，同时需要住院时，也不会因为月经而耽误手术或者治疗。月经期间，女性的出凝血时间会延长，此期间不适宜动手术和做麻醉。

（2）膝骨关节病患者合并有其他疾病，如正在服用抗凝药物或非甾体类抗炎镇痛药物如阿司匹林等，应停药一周再来医院办理住院（图4-18）。因为抗凝药物会导致患者出凝血时间延长，不宜手术和麻醉。有结核病的患者，需先治疗结核，再办理住院。

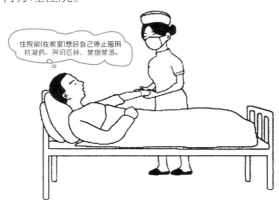

住院前(在家里)想好自己停止服用抗凝药、阿司匹林，禁烟禁酒。

图4-18　停药、禁烟酒、月经后住院

（3）办理好医保（图4-19）。患者就诊前，建议先咨询医保部门相关的医保信息，先在医保部门办理住院申请或者转院申请，然后再办理住院，办理住院的同时要出示医保手册和相关证明，出院时需携带哪些资料出院，出院时应一次性准备齐全，以免出院后到医保部门去报销，才发现需要补充各种资料。

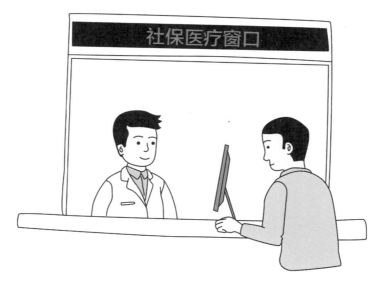

图4-19　先办理医保

（4）对于住院患者多，床位紧张的医院，医生开住院证时，最好和医生定好哪天或者至少有个相对时间概念，以便回家请假，同时估计一个初略费用，很多患者住院后临时筹钱，影响到治疗进展，且给原本不富裕的家庭增加费用负担。

（5）戒烟。手术患者抽烟影响伤口愈合和身体康复，因此住院期间不能抽烟（图4-20）。

（6）保管好随身携带的钱物也是非常重要的（图4-21）。医院是一个公共场所，不同社会层次的人均在

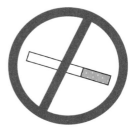

图4-20　手术前请戒烟

此就诊，患者就诊期间发生钱物遗失和被盗的情况时有发生。因此需要特别
提醒以引起重视。

请保管好财物

图4-21　保管好随身财物

专家说

患者可以复印的病历资料

　　根据《医疗事故处理条例》第10条的规定，患者有权复印或者复制自己的门诊病历、住院志、体温单、医嘱单、化验单（检验报告）、医学影像检查资料、特殊检查同意书、手术同意书、手术及麻醉记录单、病理资料、护理记录以及国务院卫生行政部门规定的其他病历资料。

第五章 膝骨关节病的治疗方法

　　膝骨关节病是临床上最常见的关节炎类型，在中老年人群中发病率高，可引起显著疼痛、功能障碍和行走困难，给患者的生活带来诸多不便。目前常用的治疗方法有保守治疗和手术治疗两种，手术治疗又可根据疾病进程分为膝关节镜下探查并清理术和膝关节表面置换术，均可大大提高患者的生活质量（图5-1）。

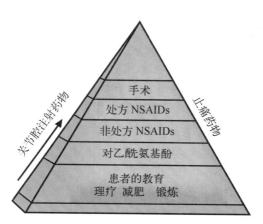

图5-1　骨关节炎治疗的金字塔模式图

一、保守治疗

　　所谓保守治疗是指所有的非手术治疗方式，针对骨关节的病因，保守治疗的方针为减缓疼痛、减少关节软骨磨损。主要包括以下几个方面。

（一）改变生活状态，减少关节磨损

1. 减轻关节负担及减少关节活动量

减轻关节负担的方法多种多样，必须针对患者的具体情况而定。具体的方法有：

① 肥胖患者减轻体重；② 重体力劳动者减少工作负荷；③ 尽量减少登山、爬楼等运动。

对于关节活动量而言，在治疗关节病时，既不能过分强调活动，也不能长期保持静止休息，动中有静，静中有动，自始至终要贯彻动静结合的原则。如何理解呢，有句话叫"锻炼肢体，而不使用肢体"，希望能对您的理解有所帮助。

2. 卧床休息

在治疗骨关节病的过程中．均需要适当地保持患病肢体的休息，卧硬板床是保持患病关节不活动的方式之一（图5-2）。

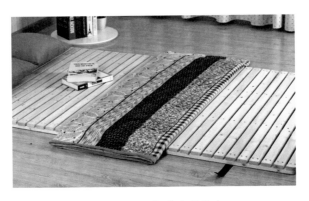

图5-2　睡硬板床有益健康

专家说

避免屈曲畸形

一般情况下，患者关节疼痛剧烈时，为了减轻疼痛刺激，往往习惯于将患病关节略微屈曲。但是，这种姿势，会引起屈曲畸形的发生。

3. 日常锻炼

患者日常锻炼，应以水上运动为主，如游泳、水中有氧运动等，由于水的浮力作用，可以在减缓负重的同时，达到较大的运动量并实现较好的运动效果（图5-3）。

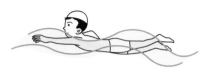

图5-3 游泳

而陆上运动，总体而言都对关节的磨损较大，比较而言，骑自行车相对慢跑关节磨损较少（图5-4）。

另外，非负重下的关节功能训练也很重要，应从患肢的等长收缩开始，定时有规律的、有节奏的使患肢的肌肉收缩与舒张，然后，逐渐增加患肢的屈伸锻炼（图5-5）。这样坚持练习，日长月久，不仅可以促进患肢的血液循环，有利于关节炎症的吸收，而且使肌纤维不至于萎缩，为关节功能恢复创造良好条件。

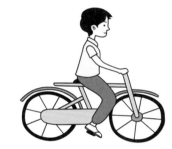

图5-4 骑自行车

（二）药物治疗

见图5-6。

1. 单纯镇痛类药物

如盐酸曲马多。

2. 非甾体类消炎药

如塞来昔布、美洛昔康、萘普生、双醋瑞因等兼具抗炎及镇痛的效果已成为临床一线药物，通常在数天内都可达到减缓疼痛的效果。但是症状减缓或消失后，此类药物

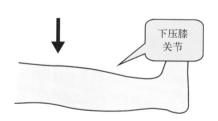

下压膝关节

图5-5 主动锻炼

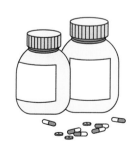

图5-6 药物治疗

并不建议长期服用，以防止不必要的副作用，如消化道事件、心血管意外等。其中选择性COX-2非甾体类消炎药因具有较低的消化道副作用而受到临床的普遍欢迎。

服用非甾体类药物的注意事项：非甾体类消炎镇痛药具有良好的消炎镇痛效果，因而受到临床的广泛欢迎。但是，"是药三分毒"，非甾体类药物也不例外，最常见的副作用表现在消化系统，患者可能出现恶心、嗳气、返酸、腹痛及腹泻等症状，长期服用甚至可引起消化道大出血，甚至危及生命。

患者应根据自身情况选择合适的非甾体类消炎镇痛药，在疗效不确切时，应在医师的指导下更换或增加其他镇痛药物，而不应自行增加药物剂量，加大副作用风险；在疼痛缓解或消失后，应立即停药，避免各种副作用的发生。

3. 软骨再生产品

氨基葡萄糖及鲨鱼软骨素等是目前较广泛使用的产品。此类药物在一定程度上可延缓病程、改善患者症状，但目前仍未形成系统的理论体系，对于早期的膝骨关节病患者，可服用这些健康食品以作保健之用。

4. 关节腔注射药物治疗

过去常用的药物有类固醇类药物，但近年来已很少使用。取而代之的是玻璃酸钠注射液，一般是每周注射1次，连续3～5周。但此类方法仅对早中期患者有效，对晚期患者无明显疗效。

专家说

选择专科医生行注射治疗

关节腔注射属于侵入性治疗，具有一定的治疗技巧。因此，选择经验较丰富的专科医生更能保证关节腔注射的疗效。

（三）改变习惯可预防和治疗关节病

改变生活习惯及行为方式是预防和治疗膝骨关节病的基础及最有力的武器，而不是吃药和手术。患者应当改变有病就要吃药的老观念。因为疾病往往来源于日常的生活习惯和不良嗜好，所以改变生活习惯及行为方式才能从根源上治疗膝骨关节病。

具体包括肥胖患者应减轻体重以降低关节磨损；烟酒能影响膝关节周围血管从而加重膝骨关节病的症状，所以应该戒烟限酒；常年在工作及生活中必须爬楼的患者应当尽量利用电梯等工具；使用座便器以改变蹲厕的习惯；参加宗教活动贵在心诚，尽量减少跪拜及跪坐时间；多参加游泳、骑车等运动，减少爬山、举重及跳舞等对关节磨损较大的运动等。

二、微创、有效的手术刀——膝关节镜

（一）膝关节镜

关节镜是一种观察关节内部结构的直径5毫米左右的棒状光学器械，是用于诊治关节疾患的内窥镜，可以在近乎生理环境下对关节内病变进行观察和检查，有"把眼睛和手指放入关节内"之称。

关节镜在一根细管的端部装有一个透镜，将细管插入关节内部，关节内部的结构便会在监视器上显示出来。因此，可以直接观察到关节内部的结构（图5-7，图5-8）。

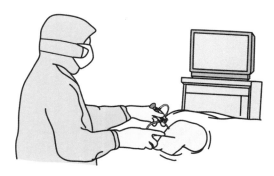

图5-7　医生使用膝关节镜

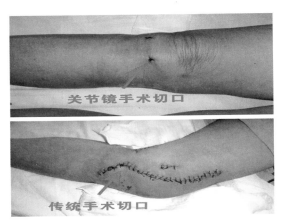

图 5-8　膝关节镜手术切口和传统手术切口

专家说

膝关节镜手术的优点

- 属于微创手术，切口小，美观，患者痛苦少，术后反应也较小，易于接受。

- 术后早期即可活动和使用肢体，避免长期卧床并发症，减少护理人员和费用。

- 并发症相对较少。

- 基本不影响关节周围肌肉结构，术后可早期进行功能锻炼，防止关节长期固定引起的废用和并发症。

- 使诊断更趋全面。

- 减少住院费用。多数关节镜操作可在门诊进行。如需住院，只需 3～5 天。

（二）膝关节镜治疗膝骨关节病

骨性关节炎的药物治疗通常仅限于控制症状，疗效低，无法改变和控制骨性关节炎病程的发展。当药物等保守治疗无法缓解和控制症状时，可采用关节镜下冲洗和清理术治疗膝关节骨性关节病。

1. 关节镜下清理术

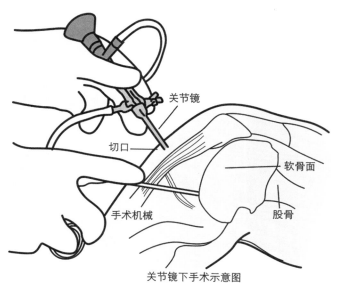

关节镜下手术示意图

图5-9　膝关节镜手术示意图

关节镜下清理术可刨削增生的滑膜绒毛，摘除剥离的关节软骨；磨削关节面，切除骨赘；摘除关节游离体及清除炎性介质，修切破损的半月板，也可有效地减少滑膜刺激症状。

（1）最佳适应证：膝关节痛、肿、积液、功能障碍，有绞锁或卡压感，经休息、理疗、药疗3～6个月效果欠佳者。

（2）相对适应证：症状多年、反复发病，拒绝施行其他外科方法治疗者，远期效果差，只能暂时减轻疼痛，改善部分关节功能。

2. 选择关节镜治疗时需考虑的问题

（1）首先要认识到，关节镜下清理术并不是对任何一个骨性关节炎的患者都适用。当保守治疗失败后，关节镜下清理术可以提供帮助，但并非是保守治疗、截骨术或者关节置换术的替代品。对于年轻患者，假如内翻畸形进行性加大，仍需要施行截骨术，关节镜下清理术并不能延缓最终的治疗。对于老年患者，假如关节广泛破坏仍然需要人工关节置换术。

（2）年龄：关节镜手术本身并无年龄界限，但是由于目前人工关节置换术效果确切，具有良好的花费效益比，因此对于大于60岁的患者，即使症状并不十分严重，也应积极推荐行人工关节置换术；对于小于55岁的患者，可先行关节镜下清理，暂时减轻症状，延缓对人工关节置换术的需要。

（3）机械性症状：假如存在绞锁和卡感等机械性症状，说明同时存在有游离体、半月板损伤或者滑膜皱襞等病变，这些机械性症状适合通过关节镜手术去除，不仅可以消除症状，而且可以防止进一步加重退变过程。

（4）放射学检查的退变程度：关节镜下清理术适用于关节间隙基本正常或轻度变窄，或者疼痛和积液等临床症状与放射学表现不符的患者。我们强调站立位摄片，这样才能真实反映关节软骨破坏程度和对线情况。

（5）保守治疗的疗效：对于膝关节存在疼痛或者滑膜炎症状者，只有在正规系统的保守治疗3个月以上无效者，才考虑采用关节镜手术治疗。

（6）内外翻畸形和屈膝挛缩畸形：关节镜无法矫正对线畸形，内外翻畸形不宜超过10°，关节稳定性必须良好。膝关节屈曲挛缩时间应该在3～6个月之内，度数不宜大于30°，术后通过康复锻炼才有可能矫正。

（7）其他因素：由于各种原因不能或不愿接受TKR或截骨术，可"尝试"关节镜手术。另外，关节镜具有诊断作用，当诊断和治疗存在争议时，可以帮助确定下一步治疗方案。

（三）膝骨关节病患者行膝关节镜术后康复锻炼

术后膝关节常需弹力绷带加压包扎2～3天，抬高患肢（高于心脏水平

15°～20°），并持续冰敷伤口局部72小时（图5-10），冷敷具有降温、止痛、止血，减轻炎性水肿及渗出等作用。

1. 术后第1天

术后麻醉清醒后即可进行适量股四头肌收缩、放松练习（图5-11）和踝关节的跖屈和背伸运动（图5-12，图5-13），以促进患肢血液循环，减轻肿胀，预防深静脉血栓形成。

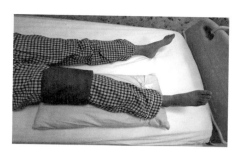

图5-10　冰敷

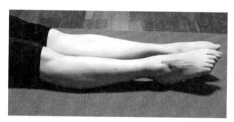

图5-11　股四头肌练习

● 练习方法：患者卧床，双腿自然伸直，反复进行双下肢大腿肌肉收缩5秒钟、再放松2秒钟的活动。

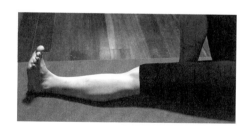

图5-12　踝关节跖屈运动

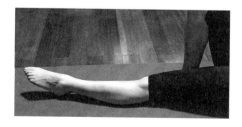

图5-13　踝关节背伸运动

2. 术后第2天

继续上述运动项目，如患者全身情况好，即可离床在病室内自理生活，如在床边洗脸、刷牙、排便等。但是每次下地行走时间以不长于5分钟，每天下地行走时间合计不长于20分钟为宜。

3. 术后3～7天

此时，已过严重疼痛期，除了进行术后第1天、第2天的活动外，可以开始患肢的直腿抬高练习（图5-14）和贴床屈膝练习（图5-15）。

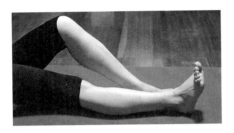

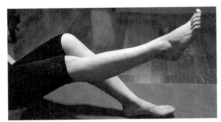

图5-14　直腿抬高练习

● 练习方法：患者卧床，双腿自然伸直，患肢在膝关节伸直状态下抬起15°～25°，保持抬起的姿势，直到无力为止。

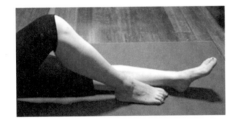

图5-15　贴床屈膝练习

● 练习方法：患者伸直患肢，主动或由他人辅助慢慢屈膝，使足跟尽量靠近臀部，保持5～10秒。

4. 术后1周

屈膝要达到90°，直腿抬高次数增加，肌肉收缩和放松次数应尽可能地多做，增强肌力。无痛情况下不限制站立、行走，可根据患者具体情况增加行走距离。

专家说

术后1周少行走

术后1周内每天总行走时间以不超过20分钟为宜，以免关节腔内创面出血。

5. 术后2周

屈膝达到术前角度，增加下肢活动量。此时应加强股四头肌的练习，如进行静蹲站桩练习（图5-16）。不需要行走的工种，可以参加工作。

注意：术后2周内，每日总的行走时间以不超过30分钟为宜。

● 练习方法：姿势同中国武术中的骑马蹲裆动作或成为站桩动作。患者两腿分开，两脚之间的距离比肩膀稍宽，身体保持直立位，不能向前倾，此时双膝开始弯曲下蹲。

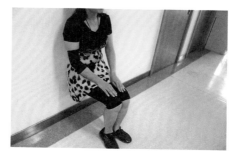

图5-16　静蹲站桩练习

6. 术后3周

继续练习股四头肌收缩、放松，直抬腿和静蹲，次数增加。每日行走时间不再受30分钟限制，患者可以根据自己恢复情况增加行走总时间。

7. 术后1个月

可以参加需要少量行走的工作或干一些需要少量行走的家务。

8. 术后2～3个月

术后2个月时，如果关节状态良好可以逐渐恢复正常活动。如果患膝仍有少许肿胀、不适，则术后3个月再参加正常活动。

专家说

在医务人员指导下行康复锻炼

康复锻炼进程并不是千篇一律的，随患者自身条件及手术情况不同而有所不同，请务必在医务人员指导下完成康复锻炼。

三、膝骨关节病的"终极武器"——膝关节置换

膝关节置换是使用人工生物材料置换膝关节中已被破坏的骨和软骨。膝关节置换术是治疗各种原因导致终末期膝关节骨性关节炎的有效手术方式。根据膝关节假体的不同一般分为单间室置换、膝关节表面置换以及铰链膝置换（图5-17）。而膝关节表面置换是目前适应症最广、应用最多的关节置换手术。

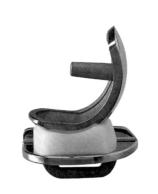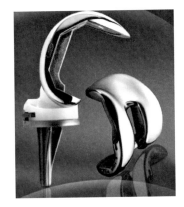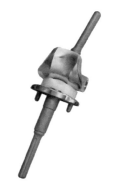

图5-17　膝关节置换材料

（一）膝关节表面置换

顾名思义，膝关节表面置换是指仅针对关节表面组织结构包括骨、软骨及半月板等退变、破坏而进行的一类手术。手术仅去除病变累及的膝关节表面结构，替之以人工生物材料，从而减轻患者的痛苦，恢复患肢的功能（图5-18）。

从1942年美国医生Smith-peterson制作出膝关节假体开始，到1972年纽约的John

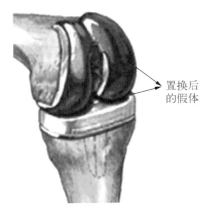

置换后的假体

图5-18　膝关节表面置换

Insall 发明较成熟的现代膝关节假体，直至今日。膝关节表面置换从材料学、工程学、手术实施到术后康复都迅速发展，达到了相当成熟的水平。现在的膝关节表面置换可以说是"旧时王谢堂前燕，飞入寻常百姓家"了。典型病例（图5-19）。

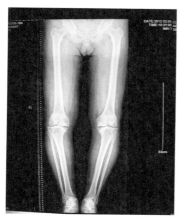
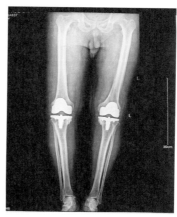

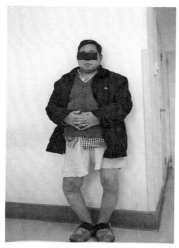
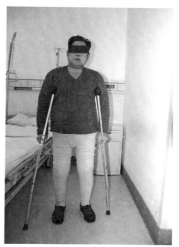

术前　　　　　　　　　　　　　术后4天

图5-19　典型病例术前术后对比

附注：患者张某某：术前严重的内翻、屈曲畸形，步行困难，术后即基本纠正，日常生活能自理。

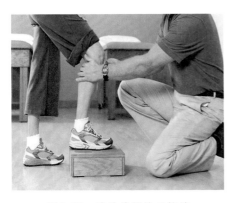

图5-20 膝关节置换后锻炼

目前，世界上有许多先进的材料、工艺及方法运用于膝关节假体的制造，较为知名的有锆铌合金、超高交联分子聚乙烯；术前假体定制；术中三维导航等，使得膝关节表面置换的效果达到惊人的地步，许多发达国家患者在进行手术后，仍可从事体育锻炼（图5-20），甚至攀岩等极限运动，日常生活更不在话下。

（二）需做膝关节表面置换的情况

膝关节表面置换术适用于膝关节有严重病变，或伴有反复发作的关节疼痛、肿胀、畸形和关节不稳，严重影响日常生活，经保守治疗无效或效果不明显者。

临床中往往出现症状体征背离的情况，即有些患者症状较重，而体征或X线表现较轻；或情况相反。患者往往感到迷茫，不知是否该进行膝关节置换手术（图5-21）。

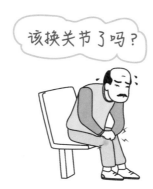

该换关节了吗？

图5-21 是否换膝关节的迷茫

对于这种情况，首先应明确是否是膝骨关节病，排除其他疾病可能；其次，患者应进行正规保守治疗至少1～2个疗程无效；最后，由于膝关节置换手术是一种改善功能的手术，是否进行手术应有患者自己决定，若症状较重，严重影响工作、生活，不论体征是否严重，影像学有无背离，即可进行手术。

反之，患者症状较轻，即便影像学资料显示严重的膝骨关节病，也可暂缓手术（图5-22）。

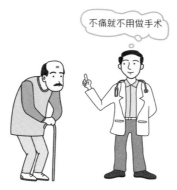

图5-22　不痛就可暂不做膝关节置换

另外，其他疾病包括：1.膝关节的各种炎症性关节炎（包括膝骨关节病、类风湿关节炎、血友病性关节炎等）；2.创伤性关节炎；3.膝关节滑膜良性肿瘤；4.静息性的感染性关节炎（包括结核、化脓性感染）；5.缺血性骨软骨坏死性病变（包括结核）等，也可进行膝关节置换手术。

（三）适合膝关节置换的人群

进行膝关节置换的患者往往都是中老年患者，一般合并有高血压、心脏病及糖尿病等内科疾病。患者往往担心内科疾病的存在使得手术不安全。其实，随着社会的进步，医疗技术的发展使得内科疾病的围术期处理得到了巨大的发展，内科疾患不再是膝关节置换手术的拦路虎。但是，不可否认的是，此类患者的手术风险仍较健康患者为高。所以，患者需选择大型正规三甲医院进行手术，以获得较好的内科支持，降低手术风险。目前来说，在这类医院进行手术，内科疾患不再成为手术的障碍；而且，由于手术后患者活动能力的恢复，能够更有效的帮助内科疾病的治疗，更有益于患者获得健康的生活。

专家说

关于留存时间

　　这是患者最常问到的问题，也是我国国情决定了患者最关心的问题，但同时也是医生最难回答的问题。首先，医疗是种特殊的服务，它不像平常人们买其他商品那样有保质期，所以，我们只能说假体一般存留多少年。但即便这样，由于我国尚未建立全国性的关节登记中心，所以也很难回答，只能参照发达国家经验。全球最著名的瑞典关节登记中心的数据告诉我们，一般膝关节假体的平均存留时间接近20年。由于中外生活习惯、运动方式的差异，一般国内大型关节置换中心的数据应略高于此。因此，一般说来用20年左右是不成问题的。

（四）膝关节置换患者康复锻炼

1. 术后康复锻炼原则

见图5-23。

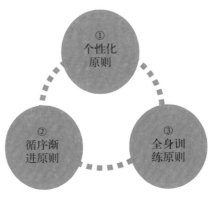

手术后康复是因人而异的

① 个性化原则

② 循序渐进原则

③ 全身训练原则

康复训练该从小量开始逐渐递增

术后康复必须兼顾身体其他部位

图5-23　康复锻炼原则

2. 术后康复锻炼方法介绍

具体的康复过程中医务人员会根据患者的个体情况如年龄、手术部位、手术方式以及恢复程度等制定适合的康复锻炼方案，本节中我们主要针对康复锻炼方案中可能用到的具体功能锻炼方法进行了介绍，希望能帮助患者尽快康复。

（1）踝部的运动。包括以下三种运动方式（图5-24，图5-25，图5-26）。

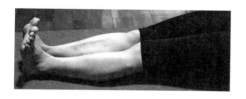

图5-24 踝关节背伸运动

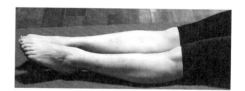

图5-25 踝关节跖屈运动

● 踝关节旋转运动：向内旋转脚踝靠近另一侧脚，然后反方向旋转脚踝。

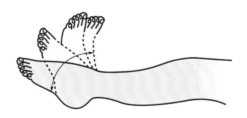

图5-26 踝关节旋转运动

（2）下肢按摩运动。自患侧足背开始向心性按摩，注意避开伤口（图5-27）。

● 下肢按摩运动：自患侧足背开始向心性按摩，即先足部，再小腿，最后大腿的顺序。注意避开伤口处。

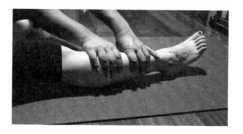

图5-27 下肢按摩运动

（3）膝关节伸直训练（图5-28）。

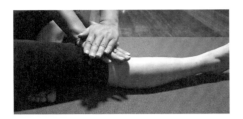

图5-28　膝关节伸直训练

● 膝关节伸直训练：患膝充分伸直做压床动作，此时股四头肌收缩、膝关节展平。

（4）直腿抬高训练（图5-29）。

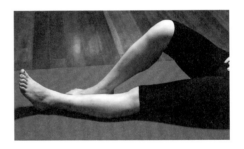

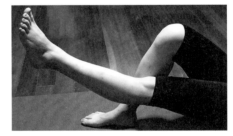

图5-29　直腿抬高训练

● 直腿抬高训练：患者卧床，尽量伸直膝关节，用力抬高脚部并使其离床10～15厘米，保持抬起的姿势，直到无力为止。

（5）贴床屈膝运动（图5-30）。

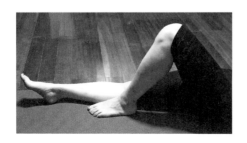

图5-30　贴床屈膝运动

● 贴床屈膝运动：患者仰卧在床上屈伸膝关节，屈膝时保持足底贴床。

（6）下肢关节被动活动器（CPM机）训练：CPM机是根据人的下肢关节活动角度设计的，运用机器带动人体关节被动活动。对于促进下肢关节活动障碍的患者恢复功能具有很好的效果（图5-31，图5-32）。

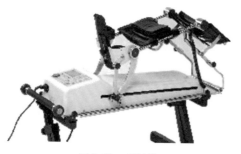

图5-31　CPM机

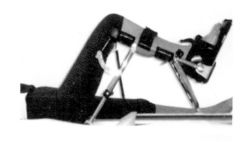

图5-32　CPM机训练

（7）坐位屈膝运动（图5-33，图5-34）。

● 坐位屈膝运动：坐在床边或椅子上，以大腿为支撑，尽量弯曲患肢膝关节。

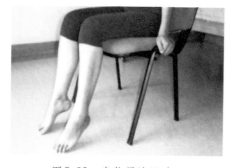

图5-33　坐位屈膝运动

● 支持坐位屈膝运动：必要时，将健肢置于患肢踝关节上方加负荷，促使患肢屈膝到最大程度。

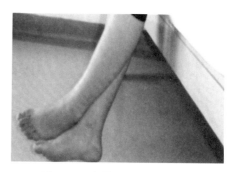

图5-34　支持坐位屈膝运动

（8）离床功能锻炼：须征得医生同意后方可离床（图5-35）。

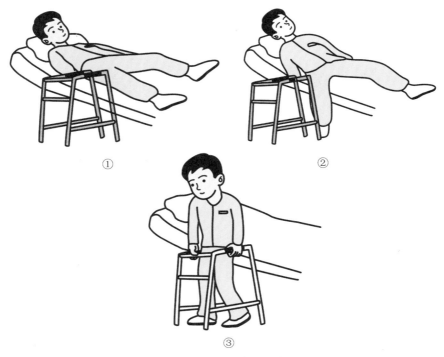

图5-35　离床功能锻炼

● 离床方法：下床时，患肢先移至健侧床边，健肢先离床并使足部着地，继而由他人协助抬起上身使患者腿离床并使足部着地，再挂双拐或助行器站起。上床时，按相反方向进行，由患肢先上床。

（9）挂拐步行训练。详见第六章"拐杖的使用"。

（五）术后怎样保护您的人工膝关节？

1. 家中物品安全检查

（1）床：对于人工膝关节置换患者，最适宜的床的高度是，患者端坐于床边，双脚能同时着地。

（2）椅子：人工全膝置换术后，患者的家中应该定制一个高背椅子，或者将原有椅子的座位垫高。椅子最好带把手，这样患者在站起和坐下时容易保持身体的平衡。

（3）卫生间：在增加马桶高度的同时增加一个扶手，便于患者的起坐（图5-36，图5-37）。

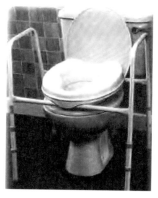
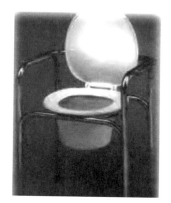

图5-36 安全扶手马桶 　　　　图5-37 可移动安全扶手马桶

（4）浴室：在浴室放置防滑垫和保护式扶手（图5-38，图5-39）。

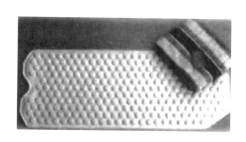
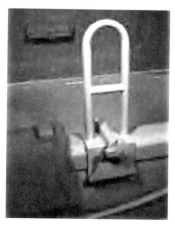

图5-38 浴室防滑垫 　　　　　图5-39 浴室保护式扶手

2. 运动指导

（1）适合的运动：人工膝关节置换术后，理论上患者可以参加各种活动，但考虑到运动过多将增加人工关节的磨损，缩短关节的使用寿命。因此，建议患者选择性地参加一些体育活动。推荐项目：散步、游泳、高尔夫、自行车、功率自行车（图5-40）。

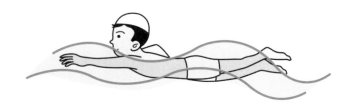

游泳

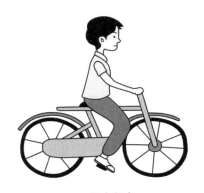

骑自行车

图5-40　选择性参加体育活动

（2）不宜的运动：棒球、篮球、足球、体操、手球、排球、攀岩等（图5-41）。

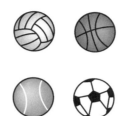

球类运动

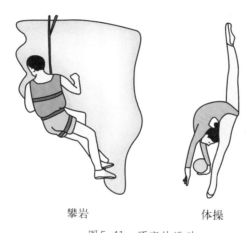

攀岩　　　　　　　　体操

图5-41　不宜的运动

专家说

人工膝关节的保护技术

- 避免摔倒。

- 避免剧烈跳跃、急转急停运动。

- 避免过多负重或在负重的情况下，反复屈伸膝关节。

- 避免进行剧烈的竞技体育运动。

- 保持体重，避免骨质疏松。

- 注意预防和控制全身各部位炎症的发生。

- 每个患者具体情况不同，具体康复指导请遵照您主管医师的指导进行。

（3）术后随访：一般来说术后1个月、3个月、6个月、12个月需要定时随访，以后每年1次。如有任何不适请及时随访。

（六）术后感染

感染是人工全膝关节置换术后灾难性的并发症。因此，一旦患者出现以下任何一种情况，应该及时与医生联系，以便早期诊断，早期治疗。

- 体温持续升高。
- 膝关节周围疼痛，尤其是膝关节休息时仍感疼痛。
- 膝关节周围肿胀，皮温比肢体其他部位高。
- 伤口有液体渗出。

第六章　膝骨关节病的家庭护理指南

一、自我观察病情

骨关节炎如不及时诊治，病变进一步发展，会不可避免地出现关节严重而持续的疼痛、关节变形、活动度明显下降、肌肉萎缩无力，导致跛行甚至无法行走，严重干扰患者的生活。所以掌握如何自我观察病情是很重要的。

（一）自我观察疼痛程度

见表6-1，图6-1。

表6-1　疼痛程度分级

程　度	特　征　描　述
不痛	日常活动不痛，偶有疲劳感、沉重感或不适感。
轻度痛	某种动作开始时微痛，或劳累后、远行后疼痛。
中度痛	步行时疼痛，短时间休息后则消退。疼痛已引起患者注意，但能完成动作，疼痛也尚能忍受，不必或偶尔服用止痛药。
重度痛	负重或动作时强烈疼痛，休息则减轻，常有自发痛。此时，疼痛妨碍活动，影响工作或不能工作，常需服用止痛药。
剧烈疼痛	无论休息还是做各种动作，都有异常剧烈的疼痛，妨碍生活，影响休息，甚至服用止痛药也不能缓解。

请选择最能描绘出您疼痛程度的脸谱告诉医生：

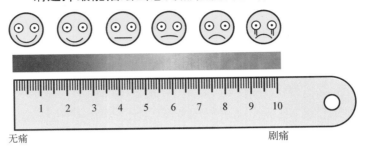

疼痛评估脸谱：0：无痛；1～3：轻度疼痛（睡眠不受影响）；4～6：中度疼痛（睡眠受影响）；7～10：重度疼痛（严重影响睡眠）。

图6-1　疼痛评估脸谱

（二）肿胀程度的观察和判断

见图6-2。

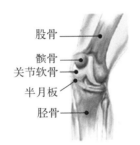

轻度
比健侧略肿

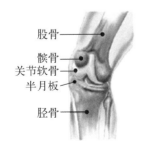

中度
肿胀软组织与髌骨平齐

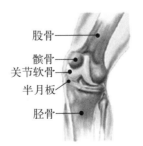

重度
肿胀软组织高出髌骨

图6-2　膝关节肿胀程度分级

（三）病程变化的自我观察

见表6-2。

表6-2　病程自我观察表

时　期	症　　状
早期	当坐起立行时觉得膝部酸痛不适，走上一段后，症状慢慢减退或消失。
中期	疾病发展，出现活动不能缓解疼痛，且上下楼梯、下蹲或站起都有些困难，需手在膝盖上撑助才行。走多之后，膝关节有些肿，或肿得厉害，还可以抽出一些淡黄色液体。
晚期	久之，由于滑膜与关节囊有病变而增厚，活动时会有响声，如果是关节内有游离体形成，可影响关节活动，并不时有"关节绞锁"现象，到最后出现膝关节畸形。

专家说

自我评估，及时就疹

建议您坚持每天对自己的疼痛程度和膝关节的肿胀程度进行评估，根据评估结果及时调整自己的活动方式，改正不良生活习惯。如果您发现疼痛程度、肿胀程度增大，或病程有进展，应及时就医，以免延误您的最佳治疗时期。

二、家庭疼痛护理

（一）膝骨关节病疼痛的特点

1. 始动痛

膝关节处于某一静止体位较长时间，刚一开始变换体位时疼痛，也有人称之为"胶质现象"；活动后减轻，负重和活动多时有加重，具有"痛—轻—重"的规律（图6-3，图6-4）。

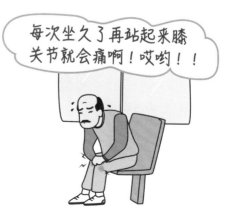

每次坐久了再站起来膝关节就会痛啊！哎哟！！

图6-3　坐久了痛

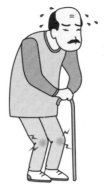

图6-4　走久了痛

2. 负重痛

患者常诉说游泳、骑自行车时膝不痛，而上下楼、上下坡时膝痛，这是由于加重了膝关节负荷而引起的疼痛（图6-5）。

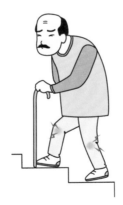

图6-5　爬楼梯时痛

3. 主动活动痛

主动活动痛重于被动活动痛，因主动活动肌肉收缩加重了关节负担。

4. 休息痛

膝关节长时间处于某一体位静止不动或夜间睡觉时疼痛，又称静止痛（图6-6）。

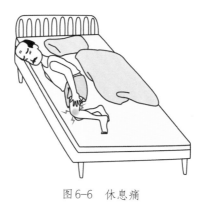

图6-6 休息痛

专家说

避免长久保持同一体位

请广大病友注意："避免长时间处于同一体位，避免长时间进行负重大的活动，可使用拐杖等工具助行，减轻膝关节的负担以减轻疼痛。"

（二）简单可行的家庭物理止痛疗法有哪些？

1. 冰敷

冰敷使局部血管收缩、血循减少，因而降低组织新陈代谢率，抑制炎性反应，这对急性关节炎如痛风、骨关节病的急性发作有较好的镇痛效果。在活动时发生膝盖疼痛，应立即让伤部休息，用冰块冰敷，并抬高患部20～30分钟。可在当天晚间，或隔天早晨起床时，再用冰块敷1次（图6-7）。

2. 热敷

在没有肿胀的情况下，事先热敷可能使运动时膝不痛。但膝盖若有发肿的迹象，则不要热敷（图6-8）。

一般在家庭中做干热敷非常方便且易行。可选择用热水袋。方法是热水袋内灌入1/2～2/3的热水，斜放水袋将气排出，而后拧紧塞子，用布擦干水袋表面的水，倒提起来抖动，检查无漏水后，用布或毛巾包裹好，放在需要热敷

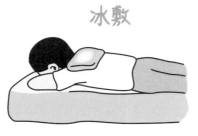

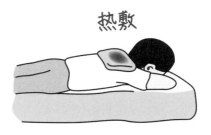

图6-7　冰敷　　　　　　　　　　图6-8　热敷

的部位。使用中应注意水温不宜过高，用开水时应加入适量的冷水，使袋中水温在50～60℃较为合适，并要仔细检查有无漏水，要随时观察，以防烫伤。

也可用湿热敷的方法，湿热敷常用于消炎和镇痛。将小毛巾放在热水中浸湿拧干，放在所需要热敷的部位，然后盖上干毛巾或棉垫，以保持热度。敷布的温度以不感觉烫、能耐受为原则。湿热敷也可采用在热湿毛巾上放热水袋的方法，以保持热度（图6-9）。湿热敷一般可持续20～30分钟。在热敷过程中，应经常观察局部皮肤颜色，询问感觉，避免发生烫伤。

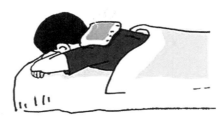

图6-9　湿热敷

（三）治疗膝痛的外用药

1. 熏洗法

外用中药熏洗是治疗膝痛的常用方法，具有祛风通络，温经散寒，利水消肿，活血止痛等功效。常用药物有伸筋草、透骨草、海桐皮、五加皮、木瓜、防己、秦艽、威灵仙、桂枝、鸡血藤、片姜黄、桑枝、艾叶、红花、川芎、路路通、刘寄奴、川乌、草乌等（图6-10）。

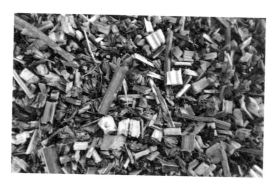

图6-10　中草药

2. 膏药贴敷

这是治疗膝痛的有效手段（图6-11）。

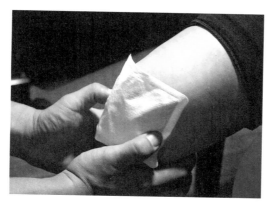

图6-11　膝部贴膏药

（1）软膏类：将药物研成细面，或用散剂成药，如活血止痛散、九分散，加水或酒或醋或凡士林调成糊状，直接涂敷于患处。有消肿祛瘀，舒筋活血，止痛的效果。

（2）膏药类：将药物研成细面，配合香油、黄丹、蜂蜡等基质炼制而成，用时加温使之软化具有黏性直接贴敷患处。具有祛风除湿，散寒止痛，消瘀软坚作用。尚有有限的固定作用。

（3）贴膏类：将药物浸泡提炼浓缩，以氧化锌及橡胶为基质，制成胶布贴膏。常用有伤湿止痛膏、镇痛膏等。应用方便，具有活血散瘀、祛风除湿、舒筋止痛的作用。

3. 腾熨疗法

选用温经散寒，行气止痛的药物，蒸或炒热后，装入布袋内，熨患处。如用坎离砂加醋发热，吴茱萸炒热，蚕砂蒸热后熨患处（图6-12）。

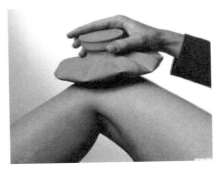

图6-12　腾熨疗法

4. 涂擦用药

多用酊剂、乳剂或霜剂，如跌打万花油、红花酒精、正骨水、舒活药酒、吲哚美辛擦剂、按摩乳等。具有祛风散寒、通络止痛、行气活血等作用。若配合推拿或热敷，则更增其效。

三、消除膝关节肿胀的简便方法

膝关节肿胀是膝关节骨性关节病的常见症状，可由关节积液或软组织变性增生等引起。下面为大家介绍几种消除膝关节肿胀的家用简便方法。

（一）热敷

首选湿热敷，热水浴或温泉浴也可以。有助于改善血液循环，减轻肿胀。

（二）局部按摩

膝部按摩消肿的常用手法有以下几种。

1. 揉髌下脂肪垫（图6-13）

这是消除膝关节积液的主要手法。

2. 滚法（图6-14）

动作要领是着力点必须紧贴体表，不可离开或摩擦。

3. 摞压法（图6-15）

患者伸膝位，按摩者双手握成虚拳状，从肢体远侧向近侧边滚动边按压。

4. 搓法（图6-16）

按摩者双手掌握患肢，往返搓动，边搓边向下移，搓动要快，而移动要慢。

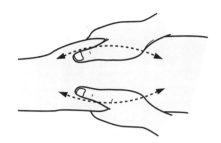

图6-13　揉法

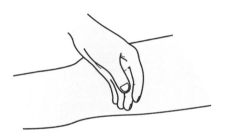

图6-14　滚法

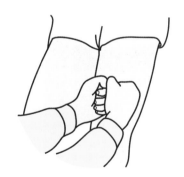

图6-15　摞压法

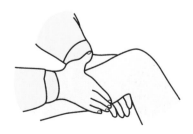

图6-16　搓法

四、安全护理

（一）防跌倒，要警惕

跌倒是老年人伤害死亡的重要原因。30%以上的老年人每年至少跌倒1次。膝骨关节病可引起膝关节肿胀、疼痛、晨僵、畸形、活动受限、行走困难等，很易导致跌倒的发生；占躯体性跌倒因素的比例高达75%。骨关节炎患者跌倒的风险比非骨关节炎患者要高30%。

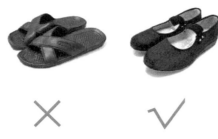

图6-17　鞋子要舒适、防滑

1. 如何预防跌倒的发生？

（1）合适的穿着。衣裤应该宽松，但不能过长，防止绊倒；鞋子要舒适、脚跟防滑，最好不要穿拖鞋（图6-17）。

（2）合理布置室内环境（图6-18～图6-22）。

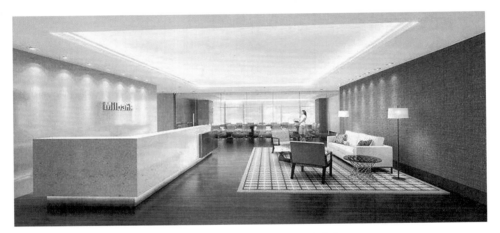

图6-18　地面干燥，室内无障碍物

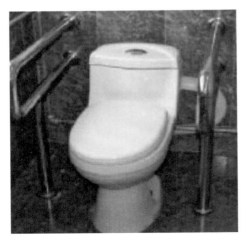

图6-19　马桶旁加装扶手

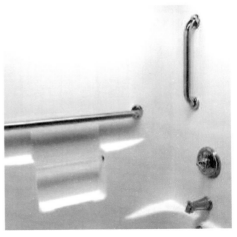

图6-20　浴室加装扶手

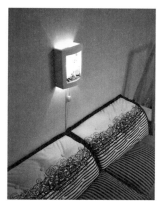

图6-21　床旁设有床头灯

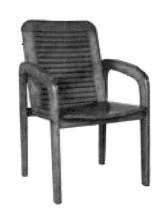

图6-22　座椅高度适当，有靠背

- 光线充足
- 地面干燥防滑
- 无障碍物
- 座椅高度适当
- 设置扶手

（3）养成良好的起床习惯。

专家说

起床"三个半分钟"防跌倒

- 睡觉醒来不要马上起床，在床上躺半分钟；
- 起来后在床上坐半分钟；
- 两条腿下垂在床沿上等半分钟。

（4）正确运动。膝骨关节病患者，应于疼痛缓解时进行关节锻炼，如慢走、散步、打太极拳等，避免上下楼梯、长久站立，特别是单腿站立、跪位和蹲位，不跷二郎腿、不盘腿。对于久坐及卧床患者，须按摩、活动关节后方可下床，行走时给予助步器、扶手、拐杖辅助支撑关节以免导致跌倒发生。

专家说

跌伤勿挪动

如果您发生了跌倒或跌伤，请不要紧张，迅速拨打"120"急救电话，不要轻易地挪动。发生扭伤时，要用冷敷，不要推拿或按摩。

（二）正确使用助行工具

1. 拐杖的使用

（1）选择合适的拐杖。我们通常所说的拐杖为腋拐，标准的腋拐如图6-23所示，使用拐杖前应检查各部件的安全性能，调整至合适的高度，一般以拐杖顶部距腋下两横指为宜（图6-24）。

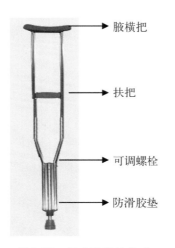

腋横把

扶把

可调螺栓

防滑胶垫

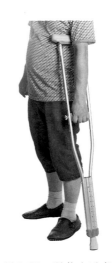

图6-23　标准腋拐的构成　　　图6-24　调整合适高度

专家说

使用拐杖的注意事项

拐杖下端必须安装软垫，以免拐杖在地上滑动而致不稳；拐杖上端的横梁必须垫软垫，以免使用时压迫腋下软组织。

（2）拄双拐行走指导（图6-25）。

● 拄拐站立稳妥，将双拐同时移向前面适当的距离（如图6-25①）；

● 向前迈出患侧腿（如图6-25②）。

● 向前迈出健侧腿，两腿平行（如图6-25③）

● 重复上述步骤。

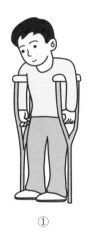 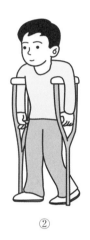 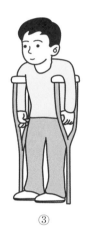

① ② ③

图6-25 拄双拐行走指导

注意：在行走时，身体重量支撑在双上肢上，而不是腋窝！

专家说

拄拐上下楼梯原则

上楼梯时——"先迈健肢，再患肢和拐杖同时上"。

下楼梯时——"先迈拐杖，再患肢，最后健肢下"。

2. 助行器的使用

（1）适应证：助行器主要适用于立位平衡感差，下肢肌力差的患者或老年人。

（2）选择合适的助行器：如您走动的时候需要助行器支撑重量的话，两轮的助行器是很好的选择（图6-26）；对于膝关节术后的患者或下肢肌力较差的老年患者，可以选择两轮带座的助行器（图6-27），可于行走时间断休息。

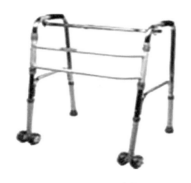

图6-26　两轮助行器

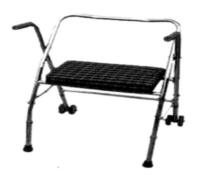

图6-27　两轮带座助行器

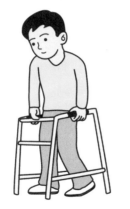

图6-28　两轮助行器行走指导

（3）使用方法见图6-28。

● 将助行器置于身体前方，保持身体直立。

● 先将患肢迈入助行器中，保持助行器不动。

● 再将健肢迈入助行器中，仍然注意保持助行器不动。

这样不断移动你的助行器向前，重复以上过程。

3. 轮椅的使用

轮椅是下肢活动障碍患者重要的代步工具（图6-29）。使用轮椅的注意事项有：

（1）上下轮椅时，要将轮椅的车轮固定，患者身体置于椅座中部，抬头向后坐稳。

（2）使用者推动轮椅行驶时，请保持匀速行驶，患者双手扶住轮椅两侧把手，保持身体的稳定性。

（3）轮椅适宜在平整的地面上行驶，当前面遇到障碍物时，应绕道避开行驶。

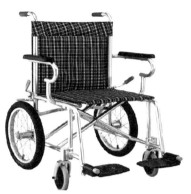

图6-29　轮椅

（4）在倾斜地面上使用轮椅行驶时，切勿将轮椅倾倒和突然转换方向。下坡时，应倒转轮椅，使轮椅缓慢下行，患者头及背部向后靠。

专家说

轮椅使用的注意事项

使用轮椅时，请一定注意：使用过程中切勿在脚踏板上站立，以防造成轮椅翻倒的危险。

（三）安全用药，不可大意

1. 买药注意事项

（1）选购药品要有目的性。

（2）不要偏信新药、迷信价格贵的药（图6-30）。

（3）购药物时要注重识别假劣药品。检查药品有无批准文号、生产厂家、生产批号、有效期、适应证、剂量和用法等，以防伪劣药品危害健康（图6-31）。

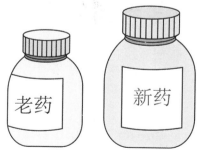

图6-30　"老药换新衣"

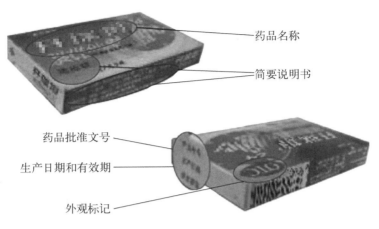

药品名称

简要说明书

药品批准文号

生产日期和有效期

外观标记

图6-31　识别药品

2. 家庭安全用药注意事项

（1）妥善储存药物（图6-32～图6-34）。

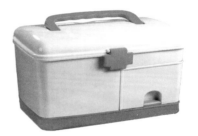

图6-32　备专用药物储存箱

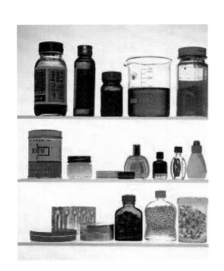

图6-33　分类储存，注明标签

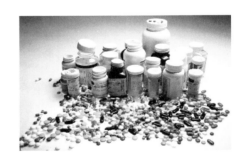

图6-34　经常清查药品箱

● 标签上写清楚药名、规格、用途、用法、用量以及注意事项。

● 药物应分类放置，对于易氧化的药物避光保存。

● 定期清理药品箱，对于过期药物和变质药物应及时清除掉。

● 如出现发霉、粘连、变色、松散、有怪味，或药水出现絮状物、沉淀、挥发等现象时，可认为药物已经变质。

（2）正确服用药物（图6-35～图6-37）。

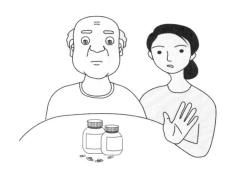

图6-35　请严格在医生指导下用药，勿私自用药

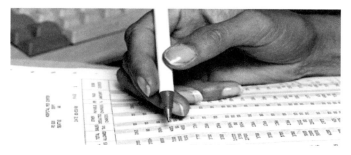

图6-36　用药前认真阅读药品说明书

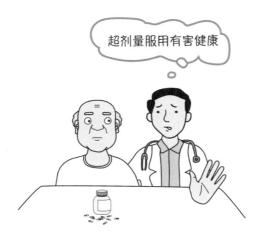

图6-37　准确服用药物剂量

专家说

关于用量

　　一般药品说明书上药物剂量是指18～60岁成人的用量。60岁以上老人的用量一般为成人量的3/4。18岁以下的用量则按其体重或年龄进行折算。

　　（3）注意药物的不良反应：药物都有不良反应，在用药过程中要注重观察，一旦出现了要立即去找医生做相应的处理，绝不可掉以轻心（图6-38）。

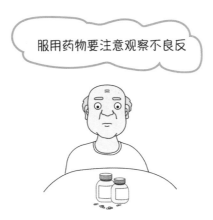

图6-38　注意药物不良反应

五、情绪管理也重要

情绪是心理反应的重要表现形式，与疾病的形成有着密切的关系。膝骨关节病患者长期的关节疼痛、关节功能受限，甚至残疾等病患对患者的生活造成了很大的负面影响，使患者出现了明显的焦虑、抑郁等不良情绪。这不仅严重影响了患者的治疗依从性和临床疗效，也使患者的生存质量明显下降。因此管理好情绪对膝骨关节炎患者非常的重要。

（一）正确认识本病

要认识到本病虽是一种难治的病，但不是不治之症，并非不能治，积极配合治疗，方能达到完全康复。

（二）树立必胜信念

要认识到情绪、心理状态对本病的影响很大，甚至影响转归预后。得了膝骨关节炎，焦虑、失望等都是徒劳无益的，必须积极配合医生的治疗，树立必胜的信念。

（三）树立生活目标

有了正确的生活目标，并努力争取实现自己的目标，方可使精力集中，坚定康复的信心。

（四）学会放松自己

要将自己患病这一现实问题彻底忘记或认为无所谓，使思想达到超脱现实的境界。

（五）适度娱乐活动

娱乐活动一般包括文娱、文艺、体育三方面的内容。适度的娱乐活动，可以开阔视野，转移注意力以减轻疾病带来的心理压力，有助于树立正确的人生观，恢复良好的心理状态，增强战胜疾病的信心，促进疾病的康复。

（六）积极乐观

膝骨关节炎患者既要乐观积极地接受治疗，又要不焦不躁克服急于求成的思想，始终保持积极向上的心理状态。

（七）积极功能锻炼

膝骨关节病患者功能锻炼对患者病情进展和功能康复非常重要，应根据疾病的不同阶段进行合理的功能锻炼。

专家说

自我调养促进情绪管理

防寒防湿，预防感冒

动静结合，以动防残

合理膳食，注意取舍

适当娱乐，积极乐观

调节情绪，树立信心